CONTRIBUTION A L'ÉTUDE

DES

ACCIDENTS RÉFLEXES

D'ORIGINE NASALE

PAR

Le Dr L. CABUCHE

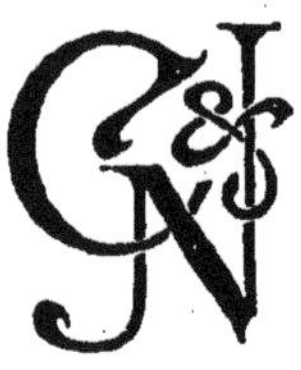

PARIS

Georges CARRÉ et C. NAUD, Éditeurs

3, RUE RACINE, 3

—

1901

CONTRIBUTION A L'ÉTUDE

DES

ACCIDENTS RÉFLEXES

D'ORIGINE NASALE

PAR

Le Dr L. CABUCHE

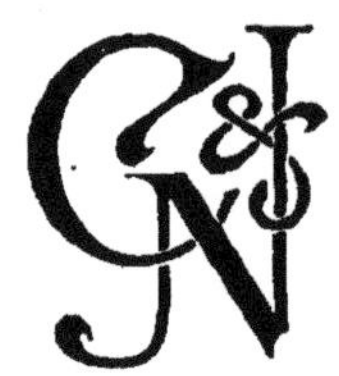

PARIS

GEORGES CARRÉ ET C. NAUD, ÉDITEURS

3, RUE RACINE, 3

—

1901

ANATOMIE DE LA MEMBRANE PITUITAIRE

Avant d'aborder notre sujet proprement dit, nous avons cru utile de tracer en quelques lignes l'anatomie de la membrane pituitaire.

La pituitaire est une membrane fibro-muqueuse qui tapisse le squelette des fosses nasales. Elle s'applique assez exactement sur les parois des cavités nasales pour laisser voir les dépressions et les saillies qui en dépendent. Cependant, comme elle s'adosse à elle-même sur certains points, comme, d'autre part, elle forme un grand nombre de trous, il en résulte que l'aspect de ces fosses, sur une tête revêtue de ses parties molles, diffère très notablement de celui qu'elles présentent sur une tête sèche.

La pituitaire présente une coloration rosée qui peut devenir rouge foncé dans l'état de congestion. Sa surface libre est criblée d'un très grand nombre de trous, visibles à l'œil nu pour la plupart et formant l'embouchure d'autant de glandes que nous étudierons ultérieurement. De chacun de ces orifices s'échappe un mucus, liquide à l'état normal, visqueux à l'état morbide, qui la protège contre l'influence de l'air extérieur, en prévenant les fâcheux effets de l'excessive évaporation dont elle pourrait devenir le siège.

La consistance de la pituitaire est molle, friable. Son épaisseur s'élève sur certains points à près de trois millimètres et sur d'autres atteint à peine un quart de millimètre. On peut dire d'une manière générale que la pituitaire est d'autant plus épaisse qu'elle se trouve plus en contact avec la colonne d'air inspiré, et d'autant moins qu'elle s'en écarte davantage. En ayant égard à cette donnée, on prévoit que, sur les parois des fosses nasales proprement dites, elle sera très épaisse, ce qui a lieu en effet ; et que, sur les prolongements plus ou moins anfractueux de ces parois, elle sera au contraire assez mince. Ces variations d'épaisseur sont dues surtout à l'inégal développement de l'élément glandulaire de la muqueuse ; sur les points où celle-ci est exposée aux dangers d'un évaporation surabondante, ses glandes sont très développées ainsi que ses vaisseaux sanguins ; sur ceux où cette évaporation devient insensible, les glandes, les vaisseaux et les autres éléments de la pituitaire sont peu développés, d'où son extrême minceur.

Sur la paroi supérieure des fosses nasales la pituitaire tapisse, en allant d'arrière en avant, le corps du sphénoïde, la lame criblée de l'ethmoïde, les côtés de l'épine nasale du frontal et la face inférieure des os propres du nez. Au niveau de l'orifice du sinus sphénoïdal, la muqueuse pénètre dans le sinus et en revêt les parois. Au niveau de la lame criblée, la pituitaire ferme tous les trous qui sont creusés dans l'épaisseur de cette lame osseuse et reçoit dans son épaisseur tous les vaisseaux et nerfs auxquels ces trous livrent passage.

Sur la paroi externe des fosses nasales la pituitaire,

après avoir revêtu la face interne du cornet supérieures, réfléchit le long du bord inférieur de ce cornet pour tapisser ensuite de bas en haut sa face externe et descendre sur la paroi externe du méat supérieur. A la partie moyenne de ce méat, la muqueuse envoie un prolongement dans les cellules ethmoïdales postérieures. De là la muqueuse descend sur le cornet moyen dont elle revêt les deux faces, puis elle tapisse le méat moyen où elle rencontre les deux orifices de l'infundibulum et du sinus maxillaire ; elle s'y engage pour aller revêtir les cavités des cellules ethmoïdales antérieures, du sinus frontal et du sinus maxillaire.

La pituitaire continue à descendre, tapisse les deux faces du cornet inférieur, puis le méat inférieur, à la partie antérieure et supérieure duquel elle rencontre l'orifice du canal lacrymo-nasal où elle se continue avec la muqueuse des voies lacrymales.

Sur le plancher des fosses nasales, la pituitaire recouvre la face supérieure de l'apophyse palatine du maxillaire supérieur et de la lame horizontale du palatin, et de là, elle remonte verticalement sur les différentes pièces osseuses et cartilagineuses qui constituent la cloison.

La structure de la pituitaire présente pour nous un grand intérêt. Comme toutes les muqueuses, elle est formée d'un derme et d'un épithélium. Le derme ou chorion est constitué par des fibres conjonctives. Par sa face profonde il adhère fortement au périoste. Dans son épaisseur, Zuckerkandl (1) a décrit un véritable

---

(1) *Wien. med. Jahrbl.*, 1886.

tissu adénoïde, abondant surtout dans le méat inférieur et principalement à sa partie postérieure.

La couche épithéliale qui revêt la surface libre de la muqueuse olfactive se compose de cellules allongées, coniques ou pyramidales tournées par leur sommet vers le chorion muqueux et par leur base vers la surface libre de la membrane. Sur cette base on observe des prolongements filiformes au nombre de six à huit pour chaque cellule, recourbés en arc de cercle et doués de mouvements spontanés ; ce sont les cils vibratiles, d'où le nom d'épithélium vibratile appliqué à l'ensemble des cellules qui en sont pourvues. Chacune de ces cellules renferme un noyau occupant la partie moyenne. Sur la portion de la muqueuse qui est plus spécialement affectée à l'olfaction les cellules manquent de cils vibratiles. Au-dessous et dans l'intervalle de ces cellules dépourvues de cils existent d'autres cellules, les cellules olfactives. Ces dernières sont fusiformes. Elles sont essentiellement constituées par un gros noyau ovalaire, autour duquel se dispose une mince couche de protoplasma. Les deux extrémités de la cellule olfactive ou cellule de Schultze donnent naissance à deux prolongements qui se dirigent l'un vers le chorion, l'autre vers la surface libre de la muqueuse. Le prolongement périphérique a la forme d'un bâtonnet rectiligne mesurant un μ d'épaisseur ; il se termine par un ou plusieurs cils qui flottent dans la cavité nasale. Le prolongement central présente de loin en loin de petits renflements ovoïdes et paraît se continuer, d'après Schultze, avec les fibres du nerf olfactif. En somme les cellules olfactives semblent représenter de véritables cel-

lules nerveuses placées dans un épithélium, cellules nerveuses bipolaires.

Le sens de l'odorat, comme les autres sens, a été doué
de glandes. Il a reçu en partage des glandes muqueuses
très nombreuses et d'une structure assez compliquée.
Elles appartiennent à la classe des glandes en grappes.
Ce n'est pas seulement sur les parois des fosses nasales
qu'elles existent ; on les rencontre constamment aussi et
en grand nombre dans tous les sinus et toutes les cellules de l'ethmoïde. Les glandes des fosses nasales sont
de dimensions très variables. Leurs formes sont également diverses ; cependant elles se ramènent en général
à deux types, la forme globuleuse à conduit excréteur
très court, et la forme en épi, que l'on trouve dans les
parties épaisses de la muqueuse (1).

Les artères qui se distribuent à la pituitaire émanent
de la maxillaire interne et de l'ophtalmique.

Les veines sont nombreuses et d'un calibre supérieur
à celui des artères. Les veines antérieures viennent se
jeter dans la veine faciale ; les veines postérieures pas-
sent par le trou sphéno-palatin et aboutissent au plexus
maxillaire interne. Les veines supérieures vont s'ouvrir
dans la veine ophtalmique.

D'après Testut, les réseaux sanguins de la pituitaire
présentent sur les trois cornets, principalement sur le
moyen et sur l'inférieur, un développement remarquable.
Lorsqu'on examine, après injection, une coupe transver-

____

(1) SAPPEY. Traité d'anatomie, III.

sale de ces cornets, on constate que le chorion muqueux
est beaucoup plus épais que sur les autres points des
fosses nasales et qu'il est occupé presque tout entier par
des dilatations vasculaires dont les dimensions augmen-
tent progressivement des couches superficielles vers les
couches profondes. Celles qui avoisinent la lamelle osseuse
atteignent des dimensions considérables. Le chorion de
la pituitaire se trouve ainsi transformé en un tissu caverneux spécial qui a été particulièrement bien décrit par
Toynbee et Zuckerkandl. L'accord n'est pas fait entre les
anatomistes touchant la nature de ce tissu. Tandis que
certains auteurs n'y voient qu'un simple plexus veineux,
d'autres n'hésitent pas à assimiler ces vaisseaux aux
cavités qui caractérisent les organes érectiles.

Il est de fait que les larges vaisseaux que nous présente la muqueuse des cornets possèdent chacun une
double couche musculaire ; une couche interne formée
par des fibres longitudinales qui dessinent des reliefs
dans la lumière du vaisseau ; une couche externe cons-
tituée par des fibres circulaires ou spiroïdes. Les deux
couches sont l'une et l'autre très développées et l'on con-
çoit que les faisceaux musculaires qui les constituent
puissent parfaitement, dans certains cas, déterminer dans
la muqueuse des cornets une sorte de turgescence active
par un mécanisme analogue à celui qui produit l'érec-
tion (1).

Les lymphatiques de la pituitaire forment un réseau

---

(1) ZUCKERKANDL. Ueber den Circulations-apparat in der Nasenschleim-
haut. *Denckschr. d. k. Akad. d. Wissensch.* Wienn., 1886.

très superficiel d'une extrême ténuité, à grandes mailles irrégulières. Les troncules qui en partent se dirigent tous en arrière vers la partie moyenne du sillon vertical qui sépare la paroi externe des fosses nasales de la trompe d'Eustache. Là ils forment un petit plexus d'où partent deux troncs, dont le premier, plus volumineux, se rend dans un gros ganglion situé au-devant du corps de l'axis, tandis que le second, très obliquement descendant, ne tarde pas à se bifurquer pour aller se terminer dans deux autres ganglions situés au niveau de l'os hyoïde.

Axel Key et Retzius (1) ont signalé dans la pituit tout un système de canaux lymphatiques, qui se tinueraient en haut, à travers les trous de la lame c dée, soit avec la cavité arachnoïdienne, soit avec l'espace sous-arachnoïdien. Ces canaux lymphatiques, véritables diverticules des cavités arachnoïdiennes et sous-arachnoïdiennes, suivent, pour la plupart, les filets du nerf olfactif, autour desquels ils forment des gaines analogues à celles que nous présente le nerf optique dans sa portion orbitaire.

Les nerfs de la pituitaire sont de deux ordres : les uns appartiennent à la sensibilité générale et émanent du trijumeau : le nasal interne, rameau de l'ophtalmique, innerve la partie antérieure de la muqueuse ; le sphéno-palatin interne et le sphéno-palatin externe, branches du ganglion de Meckel ; le nasal postérieur

____

(1) Studien in der Anat. des Nervensystems. Stockholm, 1876.

destiné au cornet inférieur et le ptérygo-palatin. Les nerfs de la sensibilité spéciale viennent des nerfs olfactifs ; nous avons vu leur mode de terminaison dans la muqueuse.

Cette étude préalable de l'anatomie de la pituitaire nous permettra plus loin d'interpréter plus aisément certains phénomènes réflexes que nous aurons à analyser au cours de ce travail.

C'est grâce aux travaux de Hack(1), de Voltolini (2) et de Frænkel(3) que l'attention des médecins s'est fixée sur les actes réflexes ayant pour point de départ la muqueuse nasale. Après leurs publications, la littérature médicale s'est considérablement enrichie de faits se rapportant à ce sujet ; de nombreuses observations sont venues appuyer les recherches de ces auteurs et élargir le cadre de nos connaissances sur ce point obscur de la pathologie intranasale.

Les accidents réflexes d'origine nasale peuvent être rangés en sept groupes :

1° Troubles respiratoires ;

2° Troubles portant sur les voies digestives ;

3° Troubles nerveux ;

4° Troubles circulatoires ;

5° Troubles utérins ;

6° Troubles vaso-moteurs ;

7° Troubles sécrétoires.

----

(1) *Wien. med. Wochensch.*, 1882, n°s 49. 50, 51 et 1883. n° 4   suivants.

(2) *Die Anwendung d. Galvanokaustik* Wien. 1872. p. 246.

(3) *Berlin. klin. Wochensch.*, 1881, n°s 16 et 17.

1° **Troubles des fonctions respiratoires.**

Ce sont les plus fréquents.

Une de leurs manifestations cliniques les plus habituelles est l'asthme des foins, l'hay-fever des auteurs anglais, la rhino-bronchite spasmodique. Cette affection survient chaque année à date à peu près fixe, au printemps et à l'automne, surtout entre le 15 mai et le 15 juillet. Au moment des premières chaleurs, vers le 15 ou le 20 mai, quand le temps est sec et beau, le malade est pris, sans cause évidente, de rougeur conjonctivale. Le larmoiement est abondant, la photophobie intense, et ces symptômes s'exagèrent quand le malade séjourne à l'air, en plein soleil. Le coryza se manifeste par un prurit intense dans les fosses nasales et un écoulement nasal séreux, assez abondant pour nécessiter chaque jour l'emploi de plusieurs mouchoirs. Ajoutons à cela des éternuements survenant par crises, à la manière des quintes de toux de la coqueluche. A ces symptômes viennent se joindre des troubles respiratoires caractérisés par des accès de dyspnée rappelant en tous points ceux de l'asthme vulgaire : inspiration courte et facile, expiration longue, pénible, saccadée, produisant à elle seule la dyspnée par les efforts qu'elle nécessite.

Le sujet se tient assis et cherche avec ses bras un point d'appui pour favoriser l'action de ses muscles respirateurs. Ce qui contribue à augmenter la ressemblance avec l'asthme vulgaire, c'est que bientôt la poitrine se remplit de râles sibilants, avec expectoration perlée, et la toux, d'abord sèche et quinteuse, devient bientôt grasse et facile.

C'est Hack qui, le premier, a démontré que l'affection avait son point de départ dans un réflexe parti de la muqueuse nasale. Suivant cet auteur, l'asthme d'été s'observerait surtout chez les sujets porteurs de lésions nasales. Cette théorie s'appuie sur les deux arguments suivants :

1° Chez certains individus atteints d'asthme des foins, on a trouvé des polypes muqueux, des cornets hypertrophiés ou quelque lésion analogue ;

2° La guérison de ces lésions par un traitement local approprié a amené la guérison de la rhino-bronchite.

D'accord avec Hack, Daly (de Pittsburg) s'est efforcé aussi de démontrer que, dans la grande majorité des cas, il existe une relation intime entre la fièvre des foins et le catarrhe chronique des fosses nasales, et qu'en dehors des cas où existe cette affection de la muqueuse, la prétendue cause déterminante de l'hay-fever reste sans action. Il rapporte deux cas d'hypertrophie des cornets et un cas de polype du nez, dans lesquels les malades perdirent toute prédisposition à la fièvre des foins, après la guérison de l'affection locale. Ces personnes avaient souffert de la fièvre des foins, la première pendant vingt et un ans, la seconde pendant quinze ans, la troisième enfin pendant six ans. Depuis lors, Roé a soutenu des opinions analogues à celle de Daly. Il n'est pas douteux que les divers états pathologiques de la muqueuse ne puissent prédisposer à l'hay-fever. Les observations suivantes tendent à le démontrer.

OBSERVATION I. — (Personnelle. Recueillie le 27 juin 1898, à la clinique laryngologique.) — Un homme de 50 ans, G. M..., habitant Paris, va passer quelques jours au bord de la mer, au mois de juin.

Il y est pris d'angoisses respiratoires se montrant tantôt le jour, tantôt la nuit.

Le jour, c'est brusquement une sensation de plénitude ou de constriction dans toutes les voies respiratoires supérieures, y compris la trachée. La sensation d'oppression est vive ; puis des trépidations se montrent dans les mains, les jambes, le tout aboutissant à des lipothymies.

La nuit, la crise se déclare une heure environ après qu'il s'est couché ; il est réveillé subitement par une sensation d'étouffement et court à sa fenêtre pour aspirer l'air qui semble lui manquer. Le malade a eu à diverses reprises des crises de neurasthénie. L'auscultation ne révèle rien de particulier ni aux poumons, ni au cœur.

L'examen montre un peu de rhinite hypertrophique à gauche et à droite. Sur la cloison, une petite crête qui ne produit pas d'obstruction. Rien au pharynx ni au naso-pharynx.

On pratique quelques galvanocautérisations de la muqueuse nasale. Dès le lendemain, une amélioration sensible se montrait ; elle s'est peu à peu poursuivie dans la suite.

OBSERVATION II (inédite. Clinique laryngologique de la Faculté, juillet 1898). — Une jeune femme, E. H..., habitant Paris, et qui, tous les ans, va passer six mois à la campagne, dans les environs de la capitale, est prise, pendant toute cette période, de l'asthme des foins. Son nez est bouché, elle ne peut se moucher et la perception des odeurs est anéantie. Ses crises l'ont même prise une fois qu'elle était allée habiter, à Paris, une large avenue plantée d'arbres. Tous ces phénomènes cessent quand elle rentre dans son appartement de Paris ou lorsqu'elle va au bord de la mer.

Dans l'intervalle de ses crises, on ne constate qu'un peu de rhinite atrophique à gauche. L'altération est peu prononcée, puisque la malade n'a aucunement perdu la sensation des odeurs.

Chez certains malades, ce sont des accès d'éternuements survenant à la suite d'une impression même légère portant sur la pituitaire. C'est par exemple l'action d'une lumière vive ; de particules solides suspendues dans l'atmosphère, poussière, grains de pollen, poudre de lycopode ; de vapeurs odorantes, etc. De tous les phénomènes réflexes dont le point de départ est dans la muqueuse nasale, l'éternuement est celui qui s'observe le plus souvent. Chacun sait que, au printemps surtout, alors qu'on est encore peu accoutumé à la chaleur du soleil, le fait de passer de l'ombre à la lumière vive provoque, chez le plus grand nombre des individus normaux, un seul ou un très petit nombre d'éternuements, auxquels il est très difficile de résister.

Mais ce qui est rare, c'est d'observer des accès d'éternuement tellement rapprochés qu'ils constituent un spasme sternutatoire, une sorte de névrose de haute gravité, pouvant mettre la vie en danger. Hack a observé de ces cas, et, à ce propos, il fait remarquer qu'il n'existe aucun rapport entre la gravité de l'affection nasale et l'intensité des phénomènes réflexes qu'elle provoque. Voici l'observation qu'il cite et qui confirme cette manière de voir :

OBSERVATION III. — Il s'agit d'une petite fille de 8 ans qui, dans la convalescence d'une éruption miliaire, prit froid, s'enrhuma, contracta un coryza et bientôt une pneumonie. La défervescence de la pneumonie fut normale ; elle eut lieu le septième jour après le début de la fièvre. Durant le cours de sa pneumonie, la malade éternuait de temps en temps, ce qui n'étonnait personne. Mais à mesure que s'évanouissaient les derniers signes de la pneumonie, on observa une augmentation dans la fréquence des éternuements, qui, à un moment donné, devinrent tellement rapprochés que la petite malade avait à peine le temps de terminer une inspiration que déjà celle-ci était brusquement interrompue par une expiration sternutatoire. Ce phénomène s'accompagnait d'une abondante hypersécrétion nasale. L'accès dura jusqu'à ce que la malade devînt anhélante, cyanosée et tombât en syncope ; alors le spasme cessa, puis la respiration se rétablit. On administra du bromure à l'intérieur. On prescrivit des attouchements dans les fosses nasales avec une solution de cocaïne au dixième et l'on fit priser un mélange d'acide borique et de valérianate de quinine.

Le soir, un nouvel accès se produisit et la cyanose fut si prononcée qu'on crut la mort prochaine. Néanmoins une nouvelle syncope permit à la respiration de se rétablir. Les jours suivants, les accès ne se reproduisirent plus.

L'examen de la cavité nasale montra une hyperémie intense de toute la pituitaire et un énorme gonflement de la muqueuse des deux cornets inférieurs, qui venait jusqu'au contact de la cloison.

Les observations qui suivent vont contribuer à nous montrer le rapport qui existe entre les excitations et les affections nasales d'une part, et les phénomènes du spasme sternutatoire qui en sont la conséquence.

Observation IV (communiquée par M. le Dr Castex). — Un jeune homme de 21 ans, dessinateur, se présentait à la clinique, en 1899, parce qu'il était sujet aux éternuements et aux coryzas en tout temps. Il ne pouvait faire sa toilette à l'eau froide, ou passer du soleil à l'ombre ou vice-versa, sans être pris de ces accès gênants. Ils étaient particulièrement accentués du 15 mai au 15 juillet de chaque année ; dans toutes les sorties qu'il faisait pendant cette période, tant à Paris qu'à la campagne, il était pris de coryza intense avec larmoiement : brusquement il ressentait des cuissons sur ses conjonctives qui devenaient rouges ; les larmes coulaient au dehors des paupières, des éternuements réitérés se produisaient, tandis qu'un liquide transparent s'écoulait de l'une ou des deux narines. Frottait-il ses yeux pour satisfaire la démangeaison qu'il y éprouvait, de l'œdème se produisait sur les paupières au point d'amener leur occlusion.

La nuit, il était parfois réveillé par du prurit dans le nez, avec le besoin de se moucher ; cependant il ne toussait pas et n'avait pas de dyspnée. Ces crises oculo-nasales duraient de 24 à 48 heures.

L'affection dont se plaint ce jeune homme a débuté à 14 ans et depuis elle suit une marche toujours croissante. Il ne présente pas d'antécédents morbides dignes d'être notés ; il a eu seulement à l'âge de 13 ans ce qu'il appelle une anémie, qui l'aurait tenu languissant pendant 6 mois environ. Il ne présente pas de lésions nasales. L'examen du nez provoque des éternuements.

Observation V (due à l'obligeance de M. le Dr Castex). — Un homme de 60 ans est sujet à la rhinose spasmodique depuis 25 années environ. Quand ses crises le prennent, il ne peut aller au soleil sans éternuer une centaine de fois. Le fait se produit même s'il suit un trottoir à l'ombre, quand le soleil donne sur le trottoir d'en face. C'est bien pis s'il se rend à la campagne ou au spectacle. Les crises commencent vers le mois de juin et se terminent à la mi-juillet ; à partir de cette date, il peut impunément traverser même la place de la Concorde par les journées les plus ensoleillées. Aucun antécédent morbide. Le sujet est arthritique.

A l'examen, je constate de la rhinite hypertrophique et le passage du stylet coudé sur les cornets inférieurs provoque des crises d'éternuement.

Observation VI (communiquée par M. le Dr Castex). — Une jeune femme, sujette aux coryzas, vient me consulter parce qu'elle est prise de crises d'éternuements quand elle entre dans un grand magasin ou dans une maison de parfumerie. Comme antécédents morbides, je note plusieurs attaques de rhumatisme. La malade a toujours été considérée comme nerveuse. Un de ses frères a l'asthme des foins.

Rien de spécial dans ses fosses nasales. Je pratique des galvano-cautérisations, mais je perds rapidement la malade de vue.

OBSERVATION VII (due à l'obligeance de M. CASTEX). — Une dame d'une quarantaine d'années se présente à ma consultation pour de la rhinite spasmodique. Constamment elle ressent de la gêne à l'arrière-nez, comme si un corps étranger y était arrêté. Les crises d'éternuement avec épiphora et obstruction nasale la prenaient dans les diverses circonstances que voici : quand elle entrait dans un grand magasin ; quand elle respirait des odeurs, en particulier celles du bitume et du goudron ; il lui était impossible de séjourner dans une pièce où l'on fumait.

Ailleurs les accidents réflexes sont des spasmes laryngés. Ils sont plus fréquents chez les jeunes enfants où ils constituent ce que l'on appelle le laryngisme striduleux. L'accès survient le jour aussi bien que la nuit. Brusquement la respiration s'arrête, le visage bleuit ; puis, quelques secondes après, l'inspiration se rétablit peu à peu. Mais l'apnée peut être définitive et l'enfant succomber. Ces accès peuvent se reproduire plusieurs jours de suite.

Chez l'adulte on observe un spasme glottique qui consiste en une contracture unilatérale ou se manifeste par l'ictus laryngé ou vertige laryngé : brusquement le malade éprouve une sensation insolite au larynx ; le visage est cyanosé et exprime l'angoisse ; l'air inspiré produit un sifflement, qui indique que la glotte se ferme incomplètement ; la sensation d'étouffement est parfois accompagnée de vertige ; après quelques secondes la douleur diminue, la respiration se rétablit peu à peu et la crise cesse. Parfois elle se complique d'autres troubles : éternuements réitérés, vomissements, évacuation d'urine, perte de connaissance, spasme de tous les muscles thoraciques.

Parmi les névroses respiratoires à point de départ nasal, on a également signalé des spasmes phonatoires, consistant en hoquets, en sanglots, en aboiements : ces troubles s'observent surtout chez les sujets entachés d'hystérie.

Chez d'autres sujets, la névrose consiste en une dyspnée permanente ou transitoire avec crises de suffocation, survenant souvent sans cause apparente. L'auscultation du poumon ne relève aucun signe anormal sinon une légère diminution du murmure vésiculaire, due au spasme bronchique.

OBSERVATION VIII. — *Dyspnée subjective due à la sécheresse de la muqueuse nasale et de la muqueuse pharyngo-laryngée*, par SŒNGER (1). — Un homme adulte arrive à la clinique en se plaignant d'avoir le nez obstrué, de ne pouvoir prendre suffisamment d'air lorsque sa bouche est close. Cependant un examen minutieux du nez et du naso-pharynx montre l'absence totale du moindre obstacle. La muqueuse est pâle et sèche. Aussi, ne sachant que dire au malade, on ordonne des lavages avec de la glycérine iodée diluée. Contre toute attente, la dyspnée cède complètement à cette

---

(1) *Münch. med. Woch.*, 1898, p. 459.

thé- peutique de hasard et il fallut bien relier l'un à l'autre le catarrhe sec et la dyspnée subjective. Cette dernière s'explique évidemment par diminution de la sensibilité de la pituitaire, qui ne perçoit qu'insuffisamment le passage de l'air.

L'auteur a vérifié ce fait nombre de fois ; le catarrhe sec du nez, du pharynx ou du larynx donne au malade une sensation de manquer d'air, de dyspnée, qu'il met naturellement sur le compte d'une obstruction matérielle des voies respiratoires.

OBSERVATION IX. — *Insuffisance nasale hystérique,* par Marcel LERMOYEZ (1). — Il s'agit d'une jeune fille qui, en juin 1898, se présente à l'hôpital Saint-Antoine et se plaint de n'avoir jamais pu respirer par le nez. L'examen local fit trouver la cause de cette insuffisance nasale. Il s'agissait d'une hypertrophie des cornets inférieurs. Ceux-ci furent réséqués et la guérison opératoire suivit de près cette intervention.

Deux mois plus tard, cette jeune fille revient et se plaint encore de ne pouvoir ni respirer par le nez, ni se moucher. L'examen rhinoscopique ne révèle plus aucune cause d'obstruction, pas de sécheresse de la muqueuse, rien en apparence qui puisse expliquer cette insuffisance fonctionnelle du nez. Un examen plus approfondi du sujet montre que l'on se trouve en présence d'une hystérique, qui présente tous les stigmates de cette névrose. Le diagnostic est donc le suivant : insuffisance fonctionnelle du nez de nature purement psychique.

Ce cas rentre dans la classe des aboulies motrices systématiques permanentes. Ici l'affection est monosymptomatique : le malade a oublié de respirer par le nez, et, ce qui le prouve bien, c'est que, si l'on obstrue la bouche, il y a non seulement difficulté de respirer par le nez, mais arrêt complet des mouvements respiratoires.

____

(1) *Presse médicale,* n° 7, 1899.

Pendant le sommeil au contraire la respiration nasale est normale chez le malade.

Un apprentissage de la respiration nasale est nécessaire. Il a aussi son utilité et son indication chez certains adénoïdiens qui continuent à respirer la bouche ouverte alors qu'ils sont débarrassés de leurs végétations.

2° **Troubles des fonctions digestives.**

Les accidents réflexes observés du côté des voies digestives sont rares. Toutefois Melzi, de Milan, a signalé le spasme pharyngé consécutif à la présence de myxomes des fosses nasales. Les accidents de pharyngisme disparurent après l'ablation des polypes.

Moll, d'Arnheim, rapporte l'observation d'un malade de 6o ans chez lequel on observa des troubles graves de la déglutition occasionnés par une épine de la cloison. Après l'ablation de l'épine, le malade, qui ne pouvait auparavant absorber que des liquides, put se nourrir normalement.

3° **Troubles des fonctions nerveuses.**

Les accidents nerveux sont très fréquemment observés consécutivement aux irritations de la pituitaire.

Ici c'est une hémicrânie rebelle correspondante au côté des lésions intranasales ; là c'est une névralgie faciale ou une névralgie sus-orbitaire, dont on ignore souvent la cause et qui persistent en dépit de tous les traitements médicaux ; ailleurs c'est un tic douloureux analogue au cas rapporté per Jillian et qui était dû à une exostose de la cloison. Chez les malades d'Hopmann et de Hack, les lésions nasales furent le point de départ de la maladie de Basedow ; dans l'observation d'Hopmann, les symptômes de goitre exophtalmique cédèrent au traitement de la lésion nasale. Fraenkel aurait aussi obtenu d'excellents résultats par la cautérisation des cornets altérés.

Certains sujets atteints de lésions nasales se plaignent d'un état vertigineux survenant par accès et les obligeant à se cramponner aux objets environnants, pour éviter une chute imminente ; témoin les deux observations qui suivent :

Observation X (due à l'obligeance de M. le Dr Castex). — *Nouveau cas de vertige nasal.* — Une enfant de 10 ans m'est envoyée pour une gêne dans la respiration nasale. Le trouble s'est montré, il y a deux ans environ, me disent les parents. L'examen ne révèle qu'un peu de rhinite hypertrophique avec stagnation de mucosités dans le cavum.

Immédiatement les irrigations nasales chaudes antiseptiques (résorcine à 5 pour 1 000) sont commencées. Amélioration rapide. Mais une particularité bien intéressante distingue cette observation. En même temps que cette enfant éprouvait de la gêne dans les fosses nasales, un vertige se déclarait. Il lui semblait que son corps tournait, de gauche à droite, autour d'un axe placé devant elle, mais sans pivoter sur lui-même, puis s'enfonçait dans le sol, à quelque profondeur, après quoi tout vertige cessait. Ces crises survenaient trois fois par jour au moins. Elles étaient à leur maximum lorsque les parents se décidèrent à prendre l'avis d'un spécialiste.

Or il est bien digne de remarquer que ces vertiges singuliers ont disparu peu à peu à mesure que la désinfection nasale remettait les fosses et le cavum en état naturel. L'enfant est bien de souche nerveuse, mais il n'en reste pas moins vrai que ce vertige a marché de pair avec l'infection rhino-pharyngée et a disparu avec elle.

Observation XI (personnelle). — *Vertige nasal.* — Mme J... vient à la clinique le 21 janvier 1899 pour une sensation d'obstruction nasale avec lourdeur de tête. Elle est inquiétée surtout par des vertiges qui ont commencé il y a deux ans au moins. Ils débutent sans bruits anormaux et la malade se sent défaillir sans éprouver de tournoiements. C'est presque toujours à gauche qu'elle incline et qu'elle tomberait si elle ne prenait la précaution de s'étendre à terre ou de s'appuyer au mur quand elle sent venir l'accès.

Or l'examen attentif des oreilles, de l'estomac, de l'état général n'a pas expliqué ces vertiges. Nous n'avons trouvé comme pouvant être mis en cause qu'une rhinite hypertrophique bilatérale bien accentuée.

La chorée avec tous ses caractères, a été signalée à la suite de myxomes du nez et Löwe a vu des accès épileptiformes survenir chez un malade atteint de polypes muqueux des fosses nasales (1).

Des troubles mentaux sont quelquefois observés dans le cours des inflammations chroniques de la pituitaire.

Le Dr Rumbold, dans un travail sur le coryza chronique, fait observer (2) qu'au cours de huit années d'exer-

---

(1) *Allgemeine med. Central Zeitung.* 1882. n° 76.
(2) T. II, p. 239-240.

cice, il a eu un grand nombre de malades, dont l'état mental a été plus ou moins affecté : une tristesse et une mélancolie irrésistibles, l'impossibilité de poursuivre une idée, d'additionner une colonne de chiffres, de se rappeler les noms des personnes avec lesquelles ils se trouvent en relation immédiate, tels sont les principaux symptômes que présentaient les malades observés par Rumbold ; plusieurs oubliaient leur propre nom, tandis qu'un autre éprouvait en marchant la sensation d'un homme qui s'enfonce dans le sol jusqu'aux genoux. L'auteur attribue ces accidents à l'extension de l'inflammation des fosses nasales aux membranes d'enveloppe du cerveau. Mais, outre les symptômes psychiques, il est probable qu'une telle méningite chronique s'accompagnerait des signes d'une lésion organique, céphalée, hémiplégie, contractures partielles, aphasie même, signes que présentent la syphilis scléro-gommeuse des méninges et la pachyméningite alcoolique. Il est donc permis de penser que ces symptômes simplement mentaux sont dus dans certains cas à des troubles purement fonctionnels consécutifs aux lésions nasales. Les mêmes idées ressortiront des faits suivants.

Ziem, de Dantzig, dans un article intitulé « Délire et folie consécutifs aux opérations pratiquées dans la cavité nasale », fait mention de trois malades ayant éprouvé des troubles intellectuels à la suite de légères opérations dans les fosses nasales. Le premier de ces malades, à la suite d'une cautérisation de la muqueuse nasale, est pris de tremblements et de convulsions, qui sont suivis de céphalalgie, et, les jours suivants il éprouve même des accès de delirium tremens. Le deuxième, atteint d'une otorrhée double avec perforation de la membrane du tympan, ainsi que d'hypertrophie de la muqueuse nasale, fut pris des mêmes accidents à la suite de l'application à froid du galvano-cautère. Il faut dire que ces deux malades étaient alcooliques.

Dans la troisième observation, il s'agit d'un prêtre non alcoolique qui fut opéré d'un abcès du sinus maxillaire. Les irrigations que l'on fit ensuite dans la cavité de l'abcès donnèrent lieu à une crise de folie furieuse qui ne cessa qu'au bout d'une demi-heure.

L'auteur cite ensuite un certain nombre d'observations dues au Pr Voltolini, dans lesquelles on remarque des accidents du côté des yeux et de l'ouïe, survenus après des opérations dans la cavité nasale.

Il attribue ces phénomènes nerveux à une sorte de reflux du sang vers les parties supérieures et en particulier vers les méninges, lesquelles sont habituellement déjà hyperémiées chez les alcooliques.

4° Troubles circulatoires.

Nous connaissons la syncope observée au cours de l'anesthésie par le chloroforme. Cette syncope survient au début de l'anesthésie aux premières inhalations ; elle est attribuée à un réflexe inhibitoire ayant pour point de départ la pituitaire et agissant, par l'intermédiaire du trijumeau, sur les noyaux bulbaires dont il suspend les fonctions. C'est pour éviter ces accidents que certains chirurgiens font précéder l'anesthésie chloroformique de l'anesthésie par le bromure d'éthyle, qui évite la production de ces réflexes partis des fosses nasales, et donnent la préférence à l'éther comme agent anesthésique.

Nous sommes persuadés d'autre part que si l'on avait soin, avant l'anesthésie chloroformique, d'anesthésier par la cocaïne la muqueuse pituitaire, la syncope chloroformique serait encore plus rarement observée. A côté de ces accidents qu'il importe de bien connaître, il en est d'autres non moins intéressants que nous allons signaler.

Parmi les organes pouvant être le siège des phénomènes réflexes que nous étudions, il en est un qui, d'après quelques auteurs, serait assez fréquemment influencé par des irritations intranasales ou par des lésions pathologiques de la pituitaire ; nous voulons parler de l'appareil circulatoire.

Les recherches de Brown-Séquard ont montré que des irritations même légères des régions où s'épanouissaient les fibres terminales du trijumeau pouvaient provoquer l'arrêt d'une fonction importante, telle que celle du cœur ou de la respiration, et que la pituitaire peut être le point de départ de réflexes inhibitoires auxquels on fait jouer le principal rôle dans les cas de mort subite ou de syncope. Le nez jouirait donc des mêmes propriétés que le creux épigastrique, dont on connaît la sensibilité pour les traumatismes même légers.

Kratschener a observé qu'en faisant respirer à des lapins des vapeurs d'éther, ou de chloroforme, ou d'alcool, il se produisait un arrêt immédiat de la respiration en expiration. Comme on pouvait se demander quelle part revenait aux nerfs de la muqueuse nasale dans cet arrêt, Knoll a démontré que le vague, le sympathique, et le trijumeau étaient les seuls nerfs possédant des fibres dont l'irritation provoquait une expiration réflexe.

Les expériences de Kratschener ont en outre montré que les mouvements du cœur s'arrêtaient un instant sous l'influence d'une irritation même légère de la muqueuse nasale, mais que les battements recommençaient bientôt, lentement il est vrai, et n'atteignaient leur fréquence première qu'après un temps assez long. La pression artérielle restait la même ou augmentait légèrement. François Franck a cherché à se rendre compte expérimentalement des relations qui existent entre les lésions ou les irritations de la muqueuse nasale et les actes réflexes dans les organes éloignés. Ses expériences ont porté sur des chiens, des chats et des lapins et il a pu, par des irritations variées de la muqueuse saine ou préalablement enflammée, provoquer plusieurs réflexes signalés chez l'homme, tels que le spasme bronchique, le spasme laryngé, et chez le lapin il a obtenu des accès d'asthme bien caractérisés.

Pour ce qui concerne les troubles cardiaques, il est arrivé aux conclusions que l'irritation énergique de la muqueuse normale du cornet inférieur provoque chez les animaux le ralentissement réflexe progressif des mouvements du cœur, en même temps que des troubles réflexes respiratoires. Ces réflexes cardiaques sont plus accusés si la muqueuse a été préalablement enflammée et ils s'atténuent et peuvent même ne pas se produire si l'on a cocaïnisé la muqueuse.

François-Franck n'a rapporté qu'une observation chez l'homme, où un simple attouchement de la muqueuse du cornet inférieur chez un individu nerveux amena une notable accélération du pouls.

Les auteurs des recherches expérimentales se sont surtout occupés des actes réflexes se produisant du côté de la respiration, tandis que les modifications des mouvements du cœur et de la circulation en général ont été peu étudiés.

Les organes circulatoires, le cœur en particulier, ne subissent que peu ou pas de modifications dans leurs fonctions, sous l'influence d'irritations intranasales. Quand on considère que le nez est avant tout un organe respiratoire, qu'il joue un rôle protecteur vis-à-vis des organes profonds de la respiration, on comprend que les fonctions respiratoires soient celles qui sont le plus modifiées par les excitations nasales.

Les nombreux replis de la muqueuse nasale, sa richesse en vaisseaux sanguins et en tissu caverneux, ont pour but de retenir les particules solides qui pourraient nuire au larynx et aux bronches, et de réchauffer l'air atmosphérique inspiré, tout en lui fournissant l'eau nécessaire à la saturation. Ces particules ou ces gaz nuisibles pénètrent-ils dans les fosses nasales, il se produit alors du spasme glottique, de la constriction des bronchioles, de la toux, de l'éternuement, etc., actes réflexes qui ont pour but d'arrêter et d'expulser ces substances. L'organe central de la circulation, au contraire, n'est pas soumis à l'influence de l'air: un acte réflexe protecteur n'est par conséquent pas nécessaire. Cependant quelques faits cliniques sont là qui sembleraient prouver qu'il existe un certain rapport entre la muqueuse nasale et les mouvements cardiaques et que, dans des cas particuliers, ces derniers peuvent subir des modifications qui seraient dues exclusivement à des irritations intra-nasales.

Ces modifications peuvent être variables et se produire dans les affections les plus diverses de la muqueuse nasale. Ainsi les malades atteints de sténose nasale se plaindraient souvent d'une sensation de constriction, de serrement, d'angoisse et de pesanteur, dans la région cardiaque, sensations généralement continues, mais présentant parfois des paroxysmes douloureux pouvant atteindre une grande intensité. Quelquefois ces malades accusent des points douloureux dans la région du cœur, des vertiges, des peurs nocturnes.

Un autre phénomène réflexe du côté du cœur, et qui souvent se trouve associé à ceux que nous venons d'énumérer, consiste en palpitations.

De même que la sensation de constriction et d'angoisse précordiale, les palpitations peuvent se produire sous forme d'accès et présenter une telle intensité que l'on se trouve en présence d'un complexus morbide offrant de grandes analogies avec l'angine de poitrine vraie et auquel on a donné différents noms, mais dont la nature anatomique est inconnue.

Stanislas Stein, qui s'est occupé de cette question des réflexes cardiaques, dit les avoir rencontrés cinquante fois sur cinq cent trente cas d'affections nasales, soit 9,3 pour 100 et il indique Kupper comme ayant le premier attiré l'attention sur cette forme de palpitations.

Il s'agissait dans le cas de Kupper d'une malade de 27 ans, souffrant de fortes palpitations, durant quelquefois une journée et s'exacerbant le soir au lit. Les symptômes augmentèrent pendant une année et demie, malgré tous les traitements institués, bromures, hydrothérapie, etc.

L'examen du cœur donnait un résultat négatif. Kupper cautérisa douze fois les cornets inférieur et moyen ainsi que la muqueuse tuméfiée de la paroi postérieure du pharynx et amena ainsi une guérison définitive. Ces accès de palpitation ont aussi été signalés par John N. Mackenzie.

Hopmann et Hack ont attribué à des lésions nasales la production de la maladie de Basedow. Le premier de ces auteurs aurait même obtenu la guérison d'un cas de Basedow unilatéral par le traitement d'une affection nasale concomitante.

Hack cite un cas semblable, et B. Frœnkel aurait aussi obtenu des résultats favorables par des cautérisations intranasales dans la même maladie. Masucci rapporte un cas de maladie de Basedow guéri par l'ablation de myxomes qui occupaient la fosse nasale gauche.

Fliess a observé un nombre considérable de cas de névroses réflexes d'origine nasale, présentant les symptômes les plus divers, et a noté que sur cent trente-deux malades examinés et traités par lui, vingt-neuf se plaignaient de palpitations de cœur, palpitations qui disparaissaient après un traitement intranasal.

Réthi a observé sur cent trente et un cas d'hypertrophie polypoïde de l'extrémité postérieure des cornets
quatre malades se plaignant de palpitations et cinq d'un
sentiment d'oppression et de dyspnée sans palpitation.

On trouve dans la littérature médicale de ces dernières
années quelques observations de palpitations qui ne pa-
raissent être dues qu'à des lésions intranasales.

Gradenigo rapporte l'observation d'un malade atteint
de catarrhe hypertrophique de la muqueuse nasale présentant de vraies crises d'angine de poitrine.

Les affections nasales peuvent avoir une action exci-
tatrice sur les mouvements cardiaques et un fait qui par-
lerait en faveur de cette opinion est celui de Spencer
Watson qui cite le cas suivant :

Un homme de trente-cinq ans était atteint d'obstruction nasale depuis plusieurs mois et souffrait de tachycar-
die ; on comptait cent vingt-sept pulsations par minute.
Dans l'espace d'une année on lui enleva en quatorze séan-
ces plusieurs polypes. L'état général, assez mauvais au
début, s'améliora progressivement, ainsi que la tachy-
cardie qui disparut lorsque la respiration nasale fut rede-
venue tout à fait libre.

5° Troubles utérins.

Les fosses nasales offrent au moment des règles des
modifications constantes, turgescence de la muqueuse,
sensibilité exagérée au contact de la sonde, tendance
aux hémorragies, coloration violacée. Ces modifications

sont particulièrement accentuées sur le cornet inférieur et sur les tubercules du septum. Pendant la grossesse, la congestion de ces points, que Fliess appelle points génitaux du nez, continuerait à se produire d'une façon très remarquable, à l'époque précise où devraient avoir lieu les règles supprimées.

Les affections nasales, et surtout celles qui portent sur ces points, peuvent être une cause puissante de dysménorrhée. En cocaïnisant ces points, celle-ci disparaît tant que dure l'action de la cocaïne. Le traitement des lésions, la cautérisation, ont plusieurs fois supprimé d'une façon durable la dysménorrhée. Ces affections nasales étaient dues le plus souvent à des infections antérieures, scarlatine, grippe, diphtérie (1).

6° Troubles vaso-moteurs.

Ils sont rarement observés. Ils consistent en une rougeur érysipélateuse passagère d'une partie du visage, siégeant habituellement du côté de la lésion nasale ; avec élévation légère de la température de la région.

7° Troubles sécrétoires.

Les troubles sécrétoires liés à une lésion nasale sont variables comme siège. Tantôt c'est une hydrorrhée nasale

------

(1) FLIESS. *Morgagni.* 1897, p. 266.

abondante ; tantôt c'est une sialorrhée que l'on rattache à tort à des troubles gastriques ; ailleurs, c'est une transpiration abondante et fréquente ou de la polyurie survenant par crises, que l'on attribue faute de mieux à l'état nerveux du sujet.

Dans quelques cas de coryza chronique, on observe un écoulement continuel d'un liquide aqueux venant des fosses nasales et constituant une véritable rhinorrhée. La sécrétion est assez abondante pour incommoder sérieusement le malade. S. Morell Mackenzie en a traité plusieurs cas dans lesquels le patient a sali quinze ou vingt mouchoirs dans la même journée, et un entre autres qui, pendant quinze jours consécutifs, avait sali trente-deux à trente-cinq mouchoirs par jour (1). Morgagni rapporte un exemple remarquable de cette affection ; il s'agit d'une femme qui souffrit pendant plusieurs mois d'un écoulement de liquide aqueux venant de la narine gauche, après que les autres symptômes du coryza chronique ordinaire eurent disparu. Elle rendait environ quinze grammes de liquide toutes les heures, et la malade qui était auparavant grasse et robuste, dépérit considérablement. Une fois la rhinorrhée arrêtée, elle recouvra sa vigueur première.

Le même auteur rapporte, d'après Bidloo, un cas, selon toutes probabilités d'origine traumatique, dans lequel huit cents grammes environ de liquide s'écoulèrent de la narine droite dans l'espace de vingt-quatre heures.

----

(1) Morell-Mackenzie. Le coryza chronique.

Nous devons à Elliotson un exemple plus remarquable encore ; il s'agit d'une dame qui à deux reprises différentes souffrit d'un écoulement abondant de liquide aqueux venant de la narine gauche ; la première attaque dura dix-huit mois, la seconde vingt-trois. Il estime que la quantité de liquide sécrété pendant la première attaque peut être évaluée à sept cent soixante-douze litres et, pendant la seconde, il s'écoulait environ trois litres de liquide par jour. La première fois l'écoulement cessa brusquement et sans cause apparente ; la seconde il cessa graduellement à la suite de l'usage externe et interne de sulfate de zinc prescrit par Benjamin Brodie : mais comme il ne se produisit aucune amélioration pendant les trois premières semaines qui suivirent le traitement, Elliotson doute que ce soit ce remède qui ait eu réellement pour effet d'enrayer la maladie.

Des troubles sécrétoires si marqués ne peuvent être expliqués que par une action excito-sécrétoire, ayant pour point de départ une irritation nasale.

CONSIDÉRATIONS SUR LA PATHOGÉNIE DES ACCIDENTS D'ORIGINE NASALE

Nous allons maintenant chercher à nous expliquer l'ensemble des phénomènes que nous avons étudiés.

Les recherches cliniques étant forcément discrètes et limitées, voyons ce qu'a donné l'expérimentation sur les animaux.

Brown-Séquard, le premier, a montré qu'une irritation même légère portant sur les terminaisons du nerf trijumeau pouvait arrêter une fonction importante comme les mouvements du thorax et ceux du cœur. On a pu ainsi admettre des morts subites par inhibition d'origine nasale (1).

Nous savons que François Franck a institué, en 1889, des expériences sur les névroses réflexes d'origine nasale. Ses recherches ont été faites sur des lapins, des chats et des chiens ; comme mode d'excitation il avait recours au galvanocautère. Kratschener avant lui avait employé les vapeurs d'éther et de chloroforme.

D'une manière générale, par ces excitations expérimentales de la muqueuse on obtient :

---

(1) BROUARDEL. La mort subite. Paris, 1895.

a) La vaso-dilatation active des vaisseaux de la tête, principalement du côté correspondant à l'excitation ;

b) La vaso-constriction, active également, dans toutes les autres extrémités du corps et dans la profondeur des viscères.

On peut remarquer que les effets sont toujours du genre actif et qu'il ne s'agit pas là d'inhibitions suspensives.

Si nous entrons dans le détail des phénomènes observés, nous voyons que l'animal a des congestions oculaires, parfois même des œdèmes palpébraux, tout comme le jeune homme qui fait le sujet d'une de nos observations.

L'animal en expérience a encore des éternuements, une toux d'origine nasale, des spasmes laryngiens et bronchiques avec troubles notables des mouvements respiratoires, qui s'accusent par la dépression des espaces intercostaux. Mais ce n'est pas tout ; il y a aussi répercussion sur le cœur, puisque François Franck a noté un ralentissement progressif des mouvements de cet organe. Déjà du reste la clinique avait montré l'influence des rhinopaties sur le cœur ; on avait observé des troubles cardiaques divers, des angoisses précordiales, ou encore des palpitations, voire la maladie de Basedow et même l'angine de poitrine.

Il y a encore des réactions sécrétoires, sensitives, de motricité générale, mais celles de l'appareil respiratoire sont les principales, le nez étant avant tout un organe respiratoire. Il est digne de remarque que, si la muqueuse nasale est préalablement cocaïnisée, tous ces phénomènes ne se produisent pas, et que, au contraire, ils sont exagérés si la muqueuse a été préalablement irritée, par exemple par son exposition à l'air libre pendant quarante-huit heures, selon la technique de François Franck.

Toutes les régions de la fosse nasale ne sont pas également susceptibles de donner lieu à ces phénomènes réactionnels : l'expérience démontre que les régions spasmogènes sont les cornets inférieur et moyen surtout dans leur extrémité antérieure et leur bord libre.

Diverses théories ont été émises pour expliquer la production des phénomènes réflexes d'origine nasale.

Hack considérait l'hypertrophie de la muqueuse des cornets inférieur et moyen, surtout à leur partie antérieure, et l'irritation des nerfs vaso-dilatateurs de ces régions, comme la cause des phénomènes observés ; selon lui l'excitabilité dépendrait de l'état de réplétion du tissu caverneux nasal, qui deviendrait turgescent sous l'influence d'excitations les plus diverses. Il explique son cas de maladie de Basedow par une irritation périphérique des fibres du sympathique, irritation qui a une influence sur les vaso-dilatateurs des vaisseaux oculaires et qui produirait ainsi l'exophtalmie. Par le même mécanisme s'expliquerait la dilatation des artères coronaires.

D'après Voltolini les polypes peuvent amener des phénomènes réflexes soit par irritation de la muqueuse nasale, soit en gênant ou empêchant la respiration, d'où altération du chimisme respiratoire et du tissu pulmonaire ; cependant cette théorie ne saurait expliquer les réflexes cardiaques.

Pour B. Frœnkel, Scheffer et Scheinmann, il existe sur la muqueuse nasale hypertrophiée et sur le tissu érectile des cornets des points d'excitation, point de départ des réflexes.

John N. Mackenzie rapporte tous ces phénomènes à l'augmentation de volume de la partie postérieure des cornets, tandis que Baratoux incrimine comme cause efficiente le tissu caverneux de la partie postérieure de la cloison.

Tous ces auteurs sont d'accord pour reconnaître que les nerfs sensibles jouent le principal rôle dans la production des actes réflexes ; il n'y a que la localisation de la zone sensitive qui varie.

V. Stein s'écarte de cette manière de voir et il explique les troubles observés dans la région cardiaque sous l'influence des affections nasales par l'hypothèse suivante :

Il fait d'abord remarquer le fait que par suite d'obstruction nasale, l'évaporation d'eau sur la surface des cornets, qui est normalement d'environ un demi-litre dans les vingt-quatre heures, d'après Aschenbrandt, ne se fait plus ou se fait très mal. Ce manque d'évaporation d'une masse d'eau relativement considérable surcharge le système circulatoire et indirectement augmente le travail du cœur, qui doit faire passer cette eau à travers le filtre rénal et débarrasser le sang d'une masse de liquide et peut-être de toxines qui y sont contenues.

A la longue ce surcroît de travail peut fort bien avoir une action néfaste sur le cœur, action qui se montre plus vite et d'une manière plus intense chez les individus nerveux. La respiration buccale ne saurait suppléer à la respiration nasale, pour saturer d'eau l'air inspiré, car la muqueuse de la bouche et du pharynx est beaucoup plus pauvre en glandes muqueuses que celle des fosses nasales et se trouve bientôt desséchée.

D'un autre côté la muqueuse nasale hypertrophiée ne sécrète pas davantage d'eau, car les malades qui sont atteints de rhinite hypertrophique se plaignent généralement de sécheresse, et, chaque fois qu'ils excitent artificiellement leur sécrétion nasale, par du tabac à priser ou des poudres excitantes, ils se sentent soulagés.

De plus, la rhinite hypertrophique crée une prédisposition à la transpiration, et facilite les refroidissements. Cette transpiration vicariante disparaît avec le rétablissement de la perméabilité nasale.

C'est aussi par le ralentissement de l'évaporation d'eau que l'on explique la production des phénomènes réflexes dans la rhinite atrophique (B. Frœnkel).

Enfin, si l'on ausculte des patients porteurs de cornets hypertrophiés, on perçoit des bruits du cœur mats; le pouls est faible. Après cocaïnisation, les bruits sont de suite plus distincts et redeviennent voilés lorsque l'action de la cocaïne ne se fait plus sentir. Ce n'est qu'après des cautérisations répétées que l'on observe une amélioration de l'état général.

Le nez peut donc être considéré comme un organe périphérique important, exerçant une action tonique sur le système vasculaire général et sur le cœur en particulier. Telle est l'explication donnée par V. Stein pour l'interprétation des réflexes observés du côté du cœur dans les affections nasales, principalement dans l'hypertrophie des cornets.

Cependant, malgré son ingéniosité, cette théorie ne saurait expliquer tous les cas. En effet, les réflexes devraient se rencontrer chaque fois qu'il y a hypertrophie de la muqueuse ou sténose nasale, ce qui n'est pas le cas ; même les malades doués d'un tempérament nerveux ne présentent pas tous ces manifestations réflexes, qui sont relativement rares, en comparaison de la fréquence de la rhinite hypertrophique. On ne saurait non plus expliquer par cette théorie la production de palpitations dans les cas où l'on ne trouve comme lésion qu'un ou plusieurs petits polypes n'empêchant nullement la respiration nasale de se faire. Il faut alors admettre que le néoplasme subit par l'inspiration des mouvements de va-et-vient qui, en irritant la muqueuse avoisinante, font éclore des phénomènes réflexes.

La théorie de B. Frœnkel, de Scheffer et de Scheinmann qui fait jouer le rôle principal aux fibres sensitives contenues dans la muqueuse hypertrophiée, nous paraîtrait plus rationnelle pour expliquer les phénomènes observés, bien qu'il n'ait pas été possible de faire naître expérimentalement des palpitations, de l'angoisse précordiale, etc., par l'irritation mécanique des cornets.

La majorité des physiologistes admet qu'il n'y a dans les accidents observés qu'un phénomène réflexe ayant pour point de départ l'irritation des nerfs trijumeau ou olfactif. Car ce n'est pas seulement le nerf de sensibilité générale qui est en cause, c'est aussi le nerf sensoriel :

Gourevitch, Henry, ont observé des troubles respiratoires occasionnés par la respiration des odeurs ou par une irritation des lobes olfactifs.

Cette enquête terminée, nous pouvons nous expliquer comme il suit la succession des phénomènes :

a) Une excitation variable se produit à la surface de la pituitaire ;

b) L'action se produit sur les nerfs, d'autant plus énergique que la muqueuse est dans un état pathologique, qui exalte sa sensibilité ; ou que le sujet est plus nerveux ;

c) La vaso-dilatation se produit; elle est inévitable ; mais nous ne saurions dire si elle est nécessaire ; il faudrait pour cela voir si toujours la crise d'asthme des foins est précédée de congestion pituitaire ;

d) Enfin l'asthme laryngo-bronchique se produit ; c'est un réflexe défensif ; la muqueuse nasale nous apparaît ici comme un gardien qui donne l'alarme et met les voies respiratoires en état de défense, lorsque des corps nuisibles tentent de s'y introduire ;

e) Chez d'autres malades la crise d'asthme est remplacée par d'autres troubles réflexes produits à distance et que nous connaissons déjà. Ces accidents peuvent compliquer et même remplacer la crise d'hay-fever, ou bien se manifester en dehors d'elle.

CONCLUSOINS

Des considérations qui précèdent, nous pouvons conclure :

Que les réflexes qui ont pour point de départ la muqueuse nasale sont nombreux ;

Que le système laryngo-bronchique, l'appareil cardio-vasculaire et le système nerveux sont principalement intéressés ;

Que le tempérament nerveux du sujet prédispose à ces troubles réflexes ;

Que l'état pathologique de la muqueuse, en exaltant sa sensibilité, entre pour une large part dans la genèse de ces accidents ;

Que ceux-ci se produisent surtout lorsque l'agent irritant exerce son action sur les zones hypersensibles ou spasmogènes de la pituitaire, siégeant sur les cornets inférieur et moyen, principalement à leur extrémité antérieure et sur leur bord libre ;

Que le meilleur mode de traitement est celui qui agit directement sur ces zones hypersensibles, et qui est réalisé temporairement par l'anesthésie intranasale et d'une façon durable, par la galvanocautérisation.

TRAVAUX A CONSULTER

Axmann. — Hémicrânie périodique qui s'est terminée à la suite de l'évacuation de calculs par le nez. *Archives gén. de Méd.*, t. XX, 1829, p. 102.

Blackley. *Hay fever. Experim. Researches*, 1880.

Bosse. — Traitement de certaines affections nasales par l'emploi du galvanocautère. *Therap. monatschr.*, 1890.

Bride. — De la fièvre des foins. *Brit. med. Journ.*, p. 1441.

Bouffier. — Sur l'asthme de foin. *Thèse*, Montpellier, 1872.

Castex. — *Bulletin de laryng. et d'otologie*, 1899.

Daly. — *Of laryngol.*, 1882, vol. III, n° 2.

Edmond. — De l'asthme des foins et de son traitement par les eaux du Mont-Dore. *Bull. gén. de thérap.*, 1887, 30 mai.

Elliotson. — Catarrhus æstivus or hay fever. *Med. Gazette*, 1833, p. 164.

Fleury. — De la mal. des foins. *Journ. du prog. des sc. méd.*, 1859.

Fliess. — *H. Morgagni*, 1897, p. 266.

Fraenkel. — *Berlin. klin. Wochenschrift*, 1881, n°s 16 et 17.

François-Franck. — Étude expérimentale des névroses réflexes d'origine nasale. *Arch. de physiol.*, juillet 1889.

Gordon. — Obs. on the nature, cause and treatment of hay asthma. *Med. gazette*, 1829, p. 266, Londres.

Gueneau de Mussy. — Sur la rhinobronchite spasmodique. *Clin.*, tome I, 1874.

HACK (W.). — Ueber die operative radical Behandlung bestimmter formen von Heufieber, 1884.

HACK. — *Berlin. klin. Wochens.*, 1882, nᵒˢ 49, 50 et 51, et 1883, nᵒˢ 4 et suivants.

HERBERT. — Maladie de foins. *Thèse*, Paris, 1872.

HEYMANN. — Traité de laryng. et de rhinol., 1896.

HOPMANN. — *Berlin. klin. Wochenschr.*, août 1892.

JILLIAN. — Tic douloureux produit par une exostose de la cloison, *New-York med. Journ.*, août 1890.

HOPMANN. — Guérison d'une mal. de Basedow par l'amélioration d'une affection nasale. *Berlin. klin. Wochens.*, oct. 1888.

LERMOYEZ. — Traité des mal. du nez et des sinus, 1898.

MORELL-MACKENZIE. — *Hay Fever*, 2ᵉ éd., 1885.

  — Traité pratique des maladies du nez et des cavités naso-pharyngiennes.

PARROT. — Art. asthme, in *Dict. encycl.*, 1867.

PHOEBUS. — Der typische Frühsommer-catarrh oder das sogenannte Heu-fieber, Heu-asthma. Giessen, 1862.

Revue internationale de rhinologie, otologie et laryngologie.

G. Lœ ROCKWOOD. — *New-York medical Journal*, 16 janv. 1897.

ROSTOCK. — Case of a periodical affection on the eyes and chest. *Trans. of med. and chir. soc. of London*, 1819, vol. X. p. 161.

RUAULT. — *Arch. de laryng. et rhinol.*, fév. et avril 1889.

G. SÉE. — Art. asthme, in *Dict. de méd. et chir. prat.*, 1865.

VOLTOLINI. — Die Anwendung d. Galvanokaustik. Wien, 1872, p. 246.

ZUCKERKANDL. — Anat. norm. et path. des fosses nasales, 1895.

  — *Wien. med. Jahrb.*, 1886.

ZIEM. — *Monatsch. f. Orenh.*, septembre 1885.

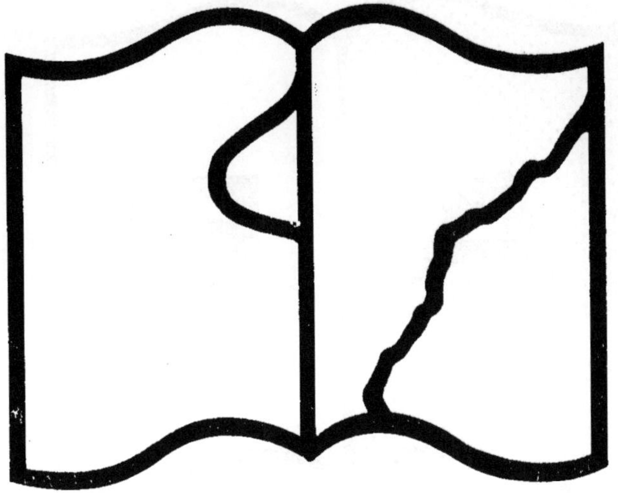

Texte détérioré — reliure défectueuse

NF Z 43-120-11

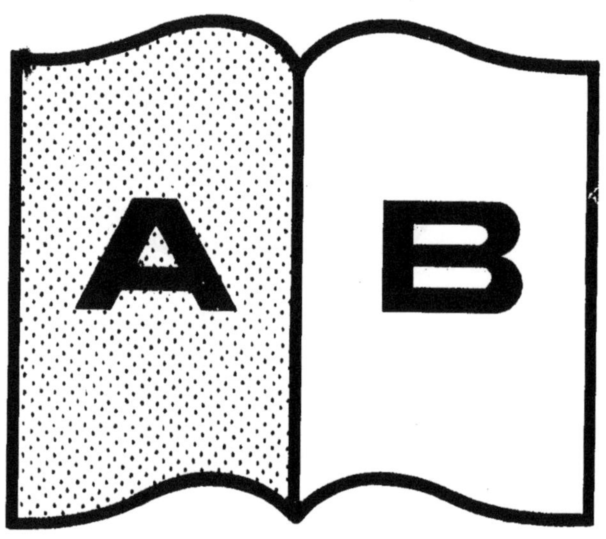

Contraste insuffisant

NF Z 43-120-14

9 782016 167403